El cor
Dieta mec ....rranca

Cocina lenta

Libro de cocina

Recetas sabrosas y saludables para
que los principiantes pierdan peso

Betty Kern

ÍNDICE DE CONTENIDOS

INTRODUCCIÓN

Este libro trata de The Complete Mediterranean Diet Slow Cooker Cookbook , que incluye 50 recetas de la cocina mediterránea internacional y de platos americanos locales. Este libro es un libro de cocina con listas de ingredientes e instrucciones detalladas, fotos apetitosas de las recetas, así como una guía sobre cómo adaptar su plan de comidas para satisfacer las necesidades de su estilo de vida.

El Libro completo de cocina lenta de la Dieta Mediterránea contiene recetas fáciles de seguir que puede preparar en su olla lenta o en cualquier otro recipiente de cocina. También contiene sugerencias y directrices sobre cómo tomar el estilo de vida mediterráneo en sus manos y hacerlo lo más saludable posible para usted y su familia. El libro es fácil de leer. Comienza con una introducción a la dieta mediterránea y sus características típicas, para pasar después a hablar de los beneficios de la dieta mediterránea, así como de los problemas de salud que se abordan en ella. También hay algunos consejos importantes que debe recordar cuando siga esta dieta.

A continuación, el libro pasa a los distintos tipos de platos que se sirven en los países mediterráneos. Se habla de platos al horno, a la parrilla, guisados y también de cocción lenta. Sigue una amplia sección sobre los platos de marisco con recetas de pescado al horno o a la plancha, así como otros platos elaborados con pescado, como las berenjenas con tomate y el guiso de pescado, entre otros.

También hay recetas de sopas; platos de ternera, cordero y cerdo; platos de ternera; platos de pollo y pato, así como platos de cerdo y pavo. También hay recetas étnicas que le permitirán conocer el sabor típico de la región mediterránea. Por último, hay una sección de postres con muchos tipos diferentes de dulces que se encuentran en esta región.

El Libro completo de cocina lenta de la Dieta Mediterránea es para las personas que disfrutan cocinando y que prefieren preparar las comidas en casa en lugar de comer fuera. Este libro le enseñará a preparar deliciosas comidas que mantendrán su salud como prioridad aunque lleve una vida muy ocupada.

En este libro hay muchas sugerencias y pautas sobre cómo crear pequeños cambios en tus hábitos diarios que te ayudarán a estar más sano y a vivir más tiempo disfrutando de cada momento. La dieta mediterránea no sólo sirve para que estés sano, sino también para que te sientas feliz con tu aspecto. Es un estilo de vida que cambiará tu visión sobre la comida y te ayudará a apreciar la verdadera cocina.

Con este libro, cualquiera puede estar sano, perder peso y disfrutar de una vida larga y feliz.

Para mejorar su estilo de vida en general, este libro le enseñará a preparar platos típicos de la región mediterránea sin necesidad de ningún ingrediente especial. La dieta de estilo mediterráneo se basa en los alimentos que ayudaron a los habitantes de esta región a vivir más tiempo y con más salud. Hoy en día, muchas otras personas de todo el mundo siguen estas recetas porque son deliciosas y saludables al mismo tiempo.

El Libro completo de cocina lenta de la Dieta Mediterránea le enseña a preparar este tipo de comidas, a la vez que le ofrece una lista de ingredientes detallada para que pueda ir a comprar fácilmente.

RECETAS DE ARROZ

1. Lentejas y arroz mediterráneos

Tiempo de preparación: 5 minutos

Tiempo de cocción: 25 minutos

Porciones: 4

INGREDIENTES:

- 2¼ tazas de caldo de verduras bajo en sodio o sin sal
- ½ taza de lentejas marrones o verdes sin cocer
- ½ taza de arroz integral instantáneo sin cocer
- ½ taza de zanahorias picadas (aproximadamente 1 zanahoria)
- ½ taza de apio cortado en dados (aproximadamente 1 tallo)
- 1 lata (2,25 onzas) de aceitunas en rodajas, escurridas (aproximadamente ½ taza)
- ¼ de taza de cebolla roja picada (aproximadamente ⅛ de cebolla)
- ¼ de taza de perejil fresco de hoja rizada picado
- 1½ cucharadas de aceite de oliva virgen extra
- 1 cucharada de zumo de limón recién exprimido (de aproximadamente ½ limón pequeño)
- 1 diente de ajo picado (aproximadamente ½ cucharadita)
- ¼ de cucharadita de sal kosher o marina
- ¼ de cucharadita de pimienta negra recién molida

INSTRUCCIONES:

1. En una cacerola mediana a fuego alto, llevar el caldo y las lentejas a ebullición, tapar y bajar el fuego a medio-bajo. Cocer durante 8 minutos.
2. Subir el fuego a medio y añadir el arroz. Tapar la olla y cocinar la mezcla durante 15 minutos, o hasta que se absorba el líquido.

Retirar la olla del fuego y dejarla reposar, tapada, durante 1 minuto, y luego remover.

3. Mientras se cocinan las lentejas y el arroz, mezcle las zanahorias, el apio, las aceitunas, la cebolla y el perejil en una fuente grande.

4. En un bol pequeño, bata el aceite, el zumo de limón, el ajo, la sal y la pimienta. Póngalo a un lado.

5. Cuando las lentejas y el arroz estén cocidos, añádelos a la fuente de servir. Vierte el aliño por encima y mézclalo todo. Sírvelo caliente o frío, o guárdalo en un recipiente cerrado en la nevera hasta 7 días.

NUTRICIÓN: Calorías: 307 Grasas: 10g Carbohidratos: 32g

2. Pilaf de arroz integral con pasas doradas

Tiempo de preparación: 5 minutos

Tiempo de cocción: 15 minutos

Porciones: 6

INGREDIENTES:

- 1 cucharada de aceite de oliva virgen extra
- 1 taza de cebolla picada (aproximadamente ½ cebolla mediana)
- ½ taza de zanahoria rallada (aproximadamente 1 zanahoria mediana)
- 1 cucharadita de comino molido
- ½ cucharadita de canela molida
- 2 tazas de arroz integral instantáneo
- 1¾ tazas de zumo de naranja 100%
- ¼ de taza de agua
- 1 taza de pasas doradas
- ½ taza de pistachos sin cáscara
- Cebollino fresco picado (opcional)

INSTRUCCIONES:

1. En una cacerola mediana a fuego medio-alto, calentar el aceite. Añadir la cebolla y cocinar durante 5 minutos, removiendo frecuentemente. Añada la zanahoria, el comino y la canela, y cocine durante 1 minuto, removiendo con frecuencia. Incorporar el arroz, el zumo de naranja y el agua. Llevar a ebullición, tapar y bajar el fuego a medio-bajo. Cocer a fuego lento durante 7 minutos, o hasta que el arroz esté bien cocido y el líquido se haya absorbido.
2. Incorporar las pasas, los pistachos y el cebollino (si se utiliza) y servir.

NUTRICIÓN: Calorías: 320; Grasa total: 7g; Grasa saturada: 0g; Colesterol: 0mg; Sodio: 37mg; Carbohidratos totales: 61g; Fibra: 5g; Proteínas: 6g

3. Arroz libanés y fideos rotos con col

Tiempo de preparación: 5 minutos

Tiempo de cocción: 25 minutos

Porciones: 6

INGREDIENTES:

- 1 cucharada de aceite de oliva virgen extra
- 1 taza (aproximadamente 3 onzas) de fideos o espaguetis finos sin cocer, rotos en trozos de 1 a 1½ pulgadas
- 3 tazas de col rallada (aproximadamente la mitad de un paquete de 14 onzas de mezcla de ensalada de col o la mitad de una cabeza pequeña de col)
- 3 tazas de caldo de verduras bajo en sodio o sin sal
- ½ taza de agua
- 1 taza de arroz integral instantáneo
- 2 dientes de ajo
- ¼ de cucharadita de sal kosher o marina
- ⅛ a ¼ de cucharadita de pimienta roja triturada
- ½ taza de cilantro picado grueso y sin apretar
- Rodajas de limón fresco, para servir (opcional)

INSTRUCCIONES:

1. En una cacerola grande a fuego medio-alto, calentar el aceite. Añadir la pasta y cocinar durante 3 minutos para que se tueste, removiendo a menudo. Añadir la col y cocinar durante 4 minutos, removiendo a menudo. Añadir el caldo, el agua, el arroz, el ajo, la sal y la pimienta roja triturada y llevar a ebullición a fuego fuerte. Remover, tapar y reducir el fuego a medio-bajo. Cocer a fuego lento durante 10 minutos.

2. Retire la sartén del fuego, pero no levante la tapa. Dejar reposar durante 5 minutos. Saque los dientes de ajo, aplástelos con un tenedor y vuelva a incorporar el ajo al arroz. Añade el cilantro. Servir con las rodajas de limón (si se utilizan).

NUTRICIÓN: Calorías: 259; Grasa total: 4g; Grasa saturada: 1g; Colesterol: 0mg; Sodio: 123mg; Carbohidratos totales: 49g; Fibra: 3g; Proteínas: 7g

4. Arroz mediterráneo de cocción lenta

Preparación: 15 minutos

Cocción: 8 horas

Porciones: 6

Ingredientes:

- Lentejas marrones - 1 taza
- Cebolla picada - 1
- Arroz - ½ taza
- Sal - ¾ cucharadita
- Canela - ½ cucharadita
- Comino molido - 1 cucharada
- Aceite de oliva - 4½ cucharaditas
- Agua o caldo de verduras o de pollo casero - 6 tazas

INSTRUCCIONES:

1. Vierta el aceite de oliva en la olla de cocción lenta.
2. Poner la olla de cocción lenta a fuego alto.
3. Poner la cebolla en ella y rehogar.
4. Después de 10-15 minutos, pon todos los ingredientes restantes, incluyendo el agua, en la olla de cocción lenta.
5. Tapar la olla de cocción lenta y cocinar a fuego lento durante 8 horas.
6. Puede remover el plato entre medias para comprobar si la comida está seca o hidratada. Añada agua si es necesario.
7. Servir caliente.

NUTRICIÓN: Calorías: 98 Grasas: 3,8g Colesterol: 0mg Sodio: 23mg Carbohidratos: 14,7 Fibra dietética: 0,8g Azúcares: 08g Proteínas: 1,5g Potasio: 63mg

5. Arroz español de cocción lenta

Preparación: 10 minutos

Cocción: 4 horas 10 minutos

Porciones: 8

INGREDIENTES:

- Aceite de oliva - 2 cucharadas, aceite de oliva extra para engrasar la crockpot.
- Arroz integral - 2 tazas
- Tomates en cubitos en lata - 14½ onzas
- Cebolla amarilla mediana, picada - 1
- Ajo picado - 3 dientes
- Caldo o caldo bajo en sodio (de pollo o verduras), o agua - 2 tazas
- Pimiento rojo, de tamaño medio cortado - ½
- Pimiento amarillo, en dados medianos - ½
- Comino molido - 1 ½ cucharadita
- Chili en polvo - 2 cucharaditas
- Sal Kosher - 1½ cucharaditas
- Hojas de cilantro fresco, para adornar - 2 cucharadas

INSTRUCCIONES:

1. Vierta aceite de oliva en una sartén grande y llévela a fuego medio.
2. Añade el arroz a la sartén y combínalo bien para que los granos queden cubiertos de aceite de oliva.
3. Ahora ponga la cebolla en la sartén y saltee durante unos 5 minutos, hasta que el arroz se dore pálidamente.
4. Engrase ligeramente el interior de la crockpot con aceite de oliva.
5. Transfiera el arroz integral a la olla de cocción lenta.
6. Añada el caldo, los pimientos, los tomates, el ajo, el comino, el chile en polvo y la sal y combínelo todo.

7. Tapa la olla y cocina a fuego lento durante unas 4 horas. Dos horas más tarde, compruebe si el líquido está siendo bien absorbido por el arroz.

8. Continuar la cocción hasta que el arroz se ablande y se absorba toda la humedad.

9. Cubrirlo con hojas de cilantro y servirlo caliente.

NUTRICIÓN: Calorías: 55 Carbohidratos: 5,36g Fibra: 1,82g Proteínas: 1,01g Colesterol: 0g Azúcar: 2,31g Grasa: 3,78g Sodio: 394,26mg

6. Biryani de ternera en cocción lenta

Tiempo de preparación: 30 minutos

Tiempo de cocción: 4 horas 15 minutos

Porciones: 6

INGREDIENTES:

- 1 cucharadita de garam masala
- 2 libras de carne para guisar
- 1 cucharadita de cilantro molido
- ½ taza de yogur natural
- 1 pizca de jengibre rallado
- 1 manojo de cilantro
- 1 cucharadita de cúrcuma molida
- 1 cucharadita de chile en polvo
- 1 cucharada de aceite de oliva
- 2 plumas de canela
- 2 tazas de arroz basmati
- 4 dientes de ajo rallados
- 4 cebollas, cortadas en rodajas
- 3 tazas de caldo de carne

INSTRUCCIONES:

1. Mezclar en un bol el yogur, el cilantro, el jengibre, el ajo y las especias.
2. Incorpore la carne para mezclarla bien y transfiérala a la olla de cocción lenta y cubra con el arroz.
3. Saltear las cebollas en aceite durante unos 3 minutos y ponerlas sobre el arroz.
4. Vierta el caldo y las plumas de canela y cubra la tapa.
5. Cocinar en ALTA durante unas 4 horas.
6. Añada más hojas de cilantro y sirva caliente.

NUTRICIÓN: Calorías: 307 Grasas: 10g Carbohidratos: 32g

7. Arroz con verduras

Tiempo de preparación: 30 minutos

Tiempo de cocción: 4 horas 45 minutos

Porciones: 3

INGREDIENTES:

- ¼ de taza de tomate seco, picado finamente
- 1 cucharada de zumo de limón
- 1 taza de arroz
- ½ cebolla grande, cortada en rodajas
- 1 pizca de cúrcuma molida
- ½ taza de pimiento rojo asado, picado
- 2 dientes de ajo picados
- ¼ de cucharadita de sal
- ¼ de taza de pimiento verde, cortado en dados finos
- 1 tallo de apio, cortado en rodajas
- 1 zanahoria en rodajas
- ¼ de cucharadita de pimienta negra
- 1 cucharada de perejil fresco picado
- 2 tazas de caldo de verduras
- ½ cucharada de aceite de oliva virgen extra
- ¾ de taza de guisantes congelados

INSTRUCCIONES:

1. Calentar el aceite en una sartén grande y añadir las zanahorias, las cebollas, el ajo y el apio.
2. Saltear durante unos 4 minutos y transferir a la olla de cocción lenta.
3. Añadir el arroz, los tomates secos, el azafrán, el caldo de verduras, la sal y la pimienta negra.
4. Tapar y cocinar durante unas 4 horas en LOW.

5. Incorporar el pimiento verde, los guisantes, el zumo de limón y la pimienta roja.
6. Tapa y cocina durante unos 20 minutos en ALTA.
7. Adornar con perejil para servir caliente.

NUTRICIÓN: Calorías: 333 Grasas: 4,4g Carbohidratos: 65.2g

8. Arroz español vegetariano

Tiempo de preparación: 30 minutos

Tiempo de cocción: 6 horas 10 minutos

Porciones: 3

INGREDIENTES:

- 1 taza de arroz
- 1 taza de caldo de verduras
- ½ lata (15 onzas) de tomates picados
- ½ cebolla picada
- ½ pimiento verde, cortado en dados
- 1 cucharadita de chile en polvo
- 1/8 de taza de salsa
- ¾ cucharaditas de ajo en polvo
- ½ cucharadita de cebolla en polvo

INSTRUCCIONES:

1. Coloque el arroz en la olla de cocción lenta y añada el resto de los ingredientes.
2. Tapar la tapa y cocinar durante unas 6 horas en LOW.
3. Emplatar y servir caliente.

NUTRICIÓN: Calorías: 272 Grasas: 1,2g Carbohidratos: 57.5g

9. Arroz con carne marroquí

Tiempo de preparación: 30 minutos

Tiempo de cocción: 9 horas

Porciones: 4

INGREDIENTES:

- 1 libra de carne de vacuno deshuesada, cortada en trozos de 1 pulgada
- 1 manzana pequeña, rallada
- 1 (6.9-oz.) paquete de mezcla de arroz y fideos con condimentos de pollo
- ¼ de taza de almendras fileteadas
- ¼ de taza de pasas
- 1 cucharadita de curry en polvo
- 1½ tazas de caldo de pollo

INSTRUCCIONES:

1. Mezcla la carne, el curry en polvo, la manzana, el caldo y el paquete de condimentos de la mezcla de arroz en una olla de cocción lenta.
2. Cubra la tapa y cocine durante unas 8 horas y 30 minutos en LOW.
3. Destapar y añadir el arroz, las pasas y las almendras.
4. Cubra la tapa y cocine durante unos 30 minutos en ALTA.
5. Emplatar para servir caliente.

NUTRICIÓN: Calorías: 475 Grasas: 12,8g Carbohidratos: 49.9g

10. Arroz con coco

Tiempo de preparación: 45 minutos

Tiempo de cocción: 3 horas 45 minutos

Porciones: 6

INGREDIENTES:

- 4½ tazas de agua
- 2 tazas de arroz blanco de grano largo
- 4 cucharadas de mantequilla
- 1 taza de coco sin azúcar, rallado
- 1 cucharadita de sal
- 1 taza de perejil fresco
- 1 cucharadita de canela en polvo

INSTRUCCIONES:

1. Poner la mantequilla y el arroz en la olla de cocción lenta y cocinar en ALTA durante unos 15 minutos.
2. Añade el resto de los ingredientes y cubre la tapa.
3. Cocinar durante unas 3 horas y 30 minutos en LOW y emplatar para servir.

NUTRICIÓN: Calorías: 181 Grasas: 12,3g Carbohidratos: 16.5g

RECETAS DE PASTA

11. Pasta triplemente verde

Tiempo de preparación: 5 minutos

Tiempo de cocción: 15 minutos

Porciones: 4

INGREDIENTES:

- 8 onzas de penne sin cocer
- 1 cucharada de aceite de oliva virgen extra
- 2 dientes de ajo picados (1 cucharadita)
- ¼ de cucharadita de pimienta roja triturada
- 2 tazas de perejil fresco de hoja plana (italiano) picado, incluidos los tallos
- 5 tazas de espinacas tiernas sin apretar (unas 5 onzas)
- ¼ de cucharadita de nuez moscada molida
- ¼ de cucharadita de pimienta negra recién molida
- ¼ de cucharadita de sal kosher o marina
- ⅓ taza de aceitunas Castelvetrano (u otras aceitunas verdes), sin hueso y en rodajas (unas 12)
- ⅓ taza de queso pecorino romano o parmesano rallado (aproximadamente 1 onza)

INSTRUCCIONES:

1. En una olla grande, cocer la pasta según las instrucciones del paquete, pero hirviendo 1 minuto menos de lo indicado. Escurre la pasta y guarda ¼ de taza del agua de cocción.
2. Mientras se cocina la pasta, en una sartén grande a fuego medio, calentar el aceite. Añadir el ajo y la pimienta roja triturada, y cocinar durante 30 segundos, removiendo constantemente. Añadir el perejil y cocinar durante 1 minuto, removiendo

constantemente. Añadir las espinacas, la nuez moscada, la pimienta y la sal, y cocinar durante 3 minutos, removiendo de vez en cuando, hasta que las espinacas se marchiten.

3. Añadir la pasta y el ¼ de taza de agua de la pasta reservada a la sartén. Incorpore las aceitunas y cocine durante unos 2 minutos, hasta que se haya absorbido la mayor parte del agua de la pasta. Retire del fuego, añada el queso y sirva.

NUTRICIÓN: Calorías: 271; Grasa total: 8g; Grasa saturada: 2g; Colesterol: 5mg; Sodio: 345mg; Carbohidratos totales: 43g; Fibra: 10g; Proteínas: 15g

12. Pasta sin escurrir alla Norma

Tiempo de preparación: 5 minutos

Tiempo de cocción: 25 minutos

Porciones: 6

INGREDIENTES:

- 1 berenjena mediana (aproximadamente 1 libra), cortada en cubos de ¾ de pulgada
- 1 cucharada de aceite de oliva virgen extra
- 1 taza de cebolla picada (aproximadamente ½ cebolla mediana)
- 8 onzas de espaguetis finos sin cocer
- 1 recipiente (15 onzas) de queso ricotta semidesnatado
- 3 tomates Roma picados (unas 2 tazas)
- 2 dientes de ajo picados (aproximadamente 1 cucharadita)
- ¼ de cucharadita de sal kosher o marina
- ½ taza de hojas de albahaca fresca sin apretar
- Queso parmesano rallado, para servir (opcional)

INSTRUCCIONES:

1. Coloca tres toallas de papel en un plato grande y apila la berenjena cortada en cubos encima. (No cubras la berenjena.) Calienta la berenjena en el microondas a potencia alta durante 5 minutos para secarla y cocinarla parcialmente.
2. En una olla grande a fuego medio-alto, calentar el aceite. Añadir la berenjena y la cebolla y cocinar durante 5 minutos, removiendo de vez en cuando.
3. Añada los espaguetis, la ricotta, los tomates, el ajo y la sal. Cubrir con ½ pulgada de agua (unas 4 tazas de agua). Cocine sin tapar durante 12 a 15 minutos, o hasta que la pasta esté justo al dente (tierna con un bocado), revolviendo ocasionalmente para evitar que la pasta se pegue o se pegue al fondo de la olla.
4. Retira la olla del fuego y deja que la pasta repose durante 3 minutos más para que absorba más líquido mientras rompes la

albahaca en trozos. Espolvorear la albahaca sobre la pasta y remover suavemente. Servir con queso parmesano, si se desea.

NUTRICIÓN: Calorías: 389; Grasa total: 9g; Grasa saturada: 4g; Colesterol: 22mg; Sodio: 177mg; Carbohidratos totales: 62g; Fibra: 4g; Proteínas: 19g

13. Calabacines con pajaritas

Tiempo de preparación: 5 minutos

Tiempo de cocción: 25 minutos

Porciones: 4

INGREDIENTES:

- 3 cucharadas de aceite de oliva virgen extra
- 2 dientes de ajo picados (aproximadamente 1 cucharadita)
- 3 calabacines grandes o 4 medianos, cortados en dados (unas 4 tazas)
- ½ cucharadita de pimienta negra recién molida
- ¼ de cucharadita de sal kosher o marina
- ½ taza de leche al 2%
- ¼ de cucharadita de nuez moscada molida
- 8 onzas de farfalle (pajaritas) sin cocer u otra forma de pasta pequeña
- ½ taza de queso parmesano o romano rallado (unas 2 onzas)
- 1 cucharada de zumo de limón recién exprimido (de ½ limón mediano)

INSTRUCCIONES:

1. En una sartén grande a fuego medio, calentar el aceite. Añadir el ajo y cocinar durante 1 minuto, removiendo frecuentemente. Añadir el calabacín, la pimienta y la sal. Remover bien, tapar y cocinar durante 15 minutos, removiendo una o dos veces.
2. En un bol pequeño apto para microondas, calentar la leche en el microondas a potencia alta durante 30 segundos. Incorpora la leche y la nuez moscada a la sartén y cocina sin tapar durante otros 5 minutos, removiendo de vez en cuando.
3. Mientras se cocinan los calabacines, en una olla grande, cocine la pasta según las instrucciones del paquete.
4. Escurrir la pasta en un colador, reservando unas 2 cucharadas de agua de la pasta. Añadir la pasta y el agua de la pasta a la sartén.

Mezclar todo y retirar del fuego. Incorporar el queso y el zumo de limón y servir.

NUTRICIÓN: Calorías: 410; Grasa total: 17g; Grasa saturada: 4g; Colesterol: 13mg; Sodio: 382mg; Carbohidratos totales: 45g; Fibra: 4g; Proteínas: 15g

14. Pasta de espárragos asados a la caprese

Tiempo de preparación: 10 minutos

Tiempo de cocción: 15 minutos

Porciones: 6

INGREDIENTES:

- 8 onzas de pasta pequeña sin cocer, como orecchiette (orejitas) o farfalle (pajaritas)
- 1½ libras de espárragos frescos, con las puntas recortadas y los tallos cortados en trozos de 1 pulgada (unas 3 tazas)
- 1 pinta de tomates uva, cortados por la mitad (aproximadamente 1½ tazas)
- 2 cucharadas de aceite de oliva virgen extra
- ¼ de cucharadita de pimienta negra recién molida
- ¼ de cucharadita de sal kosher o marina
- 2 tazas de mozzarella fresca, escurrida y cortada en trozos del tamaño de un bocado (unas 8 onzas)
- ⅓ de taza de hojas de albahaca fresca arrancadas
- 2 cucharadas de vinagre balsámico

INSTRUCCIONES:

1. Precaliente el horno a 400°F.
2. En una olla grande, cocine la pasta según las instrucciones del paquete. Escurrir, reservando aproximadamente ¼ de taza del agua de la pasta.
3. Mientras se cuece la pasta, en un bol grande, mezcle los espárragos, los tomates, el aceite, la pimienta y la sal. Extiende la mezcla en una bandeja de horno grande con borde y hornea durante 15 minutos, removiendo dos veces mientras se cocina.
4. Retirar las verduras del horno y añadir la pasta cocida a la bandeja del horno. Mezclar con unas cucharadas de agua de la pasta para ayudar a que la salsa sea más suave y las verduras salseadas se adhieran a la pasta.

5. Mezclar suavemente la mozzarella y la albahaca. Rocíe con el vinagre balsámico. Servir en la bandeja del horno o verter la pasta en un bol grande.

6. Si quieres hacer este plato con antelación o servirlo frío, sigue la receta hasta el paso 4, luego refrigera la pasta y las verduras. Cuando esté listo para servir, siga el paso 5, ya sea con la pasta fría o con la pasta caliente que se ha recalentado suavemente en una olla en la estufa.

NUTRICIÓN: Calorías: 307; Grasa total: 14g; Grasa saturada: 6g; Colesterol: 29mg; Sodio: 318mg; Carbohidratos totales: 33g; Fibra: 9g; Proteínas: 18g

15. Pizza y Pasta de cocción lenta

Preparación: 10 minutos

Cocción: 3¾ horas

Porciones: 4

INGREDIENTES:

- Caldo de pollo, bajo en sodio, dividido en - 3½ tazas y 1 cucharada
- Carne picada magra - ½ libra
- Pepperonis de pavo - ½ taza
- Salsa para pizza ecológica - 1½ tazas
- Jamón picado y cocido - ½ taza
- Sal - ¾ cucharadita
- Condimento italiano - 2 cucharaditas
- Pasta rotini sin gluten - 8 onzas
- Pimienta - según el gusto requerido
- Queso mozzarella - 1 taza
- Fécula de maíz sin OGM - ½ cucharada

INSTRUCCIONES:

1. Triturar la carne picada magra en la olla de cocción lenta.
2. Añade una taza de caldo a la olla de cocción lenta, reserva el resto para usarlo más tarde.
3. Cocine la carne en modo de cocción lenta durante tres horas.
4. Después de la cocción, añada unos ¾ de taza de salsa de pizza, jamón, pepperonis, sal, condimento italiano y pimienta en la olla de cocción lenta.
5. Mézclelos bien.
6. A continuación, añade la pasta y las dos tazas y media de caldo restantes a la olla de cocción lenta.
7. Tome un tazón pequeño y bata el caldo de pollo restante junto con la maicena hasta que quede suave.
8. Vierta esta mezcla en la olla de cocción lenta.

9. Tapa la olla de cocción lenta y deja que se cocine a fuego alto durante una hora o hasta que la pasta esté bien cocida

10. No cocine demasiado los fideos, y es muy recomendable comprobar el nivel de consistencia de los fideos abriendo la olla de cocción lenta cuando el temporizador llegue a los cuarenta y cinco minutos.

11. Una vez que los fideos estén bien cocidos, vierte los ¾ de taza restantes de salsa para pizza junto con el queso.

12. Servir caliente.

NUTRICIÓN: Calorías: 282 Carbohidratos: 34,8g Proteínas: 20,2g Azúcares: 4,3g Grasas: 8,2g Fibra dietética: 5g Colesterol: 44,6mg Sodio: 1130mg Potasio: 300.3mg

16. Pasta mediterránea de cocción lenta

Preparación: 10 minutos

Cocción: 4 horas

Porciones: 8

INGREDIENTES:

- Pasta - 1 libra
- Ajo picado - 2 dientes
- Cebolla picada - 1
- Sal - según el gusto requerido
- Pimienta - según el gusto requerido
- Filetes de pollo - 1¼ libras
- Salsa Marinara - 25 onzas
- Condimento italiano - 1 cucharadita
- Queso crema - 12 onzas
- Hojas de laurel - 2
- Pimienta - ¼ de cucharadita
- Sal - ¼ de cucharadita

INSTRUCCIONES:

1. Ponga el ajo, la cebolla, la sal, la pimienta de pollo, el queso crema, la marinara, las hojas de laurel y el condimento italiano en una olla de cocción lenta.
2. Tapar y cocinar a fuego lento durante 4 horas, hasta que el pollo se ablande.
3. Desmenuzar el pollo con una cuchara.
4. Añade el queso crema en la salsa y deja que se derrita.
5. Acompáñelo con pasta cocida y caliente.
6. Servir caliente.

NUTRICIÓN: Calorías: 465 Carbohidratos: 50g Proteínas: 26g Azúcares: 7g Grasas: 17g Fibra dietética: 3g Colesterol: 92mg Sodio: 687mg Potasio: 760mg

17. Pasta de pollo a la parmesana en cocción lenta

Preparación: 15 minutos

Cocción: 4 horas y 30 minutos

Porciones: 8

INGREDIENTES:

- Pechugas de pollo sin piel y deshuesadas - 4
- Orégano seco - 1 cucharadita
- Cebolla picada - 1
- Albahaca seca - 1 cucharada
- Tomates triturados - 56 onzas (2 latas)
- Copos de pimienta roja triturados - ½ cucharadita
- Queso mozzarella rallado - 1½ tazas
- Penne - 1 libra
- Hojas de perejil fresco picado - 2 cucharadas
- Queso parmesano rallado - ¼ de taza
- Pimienta negra molida, fresca - ¼ de cucharadita
- Sal Kosher - ¼ de cucharadita
- Perejil seco - 1 cucharadita

INSTRUCCIONES:

1. Sazona las pechugas de pollo con pimienta y sal.
2. Coloque las pechugas de pollo en una olla de cocción lenta de 6 cuartos.
3. En un bol grande, combine la cebolla, los tomates triturados, la albahaca, el perejil, el orégano y las hojuelas de pimiento rojo.
4. Incorpore esta mezcla a la olla de cocción lenta y revuélvala suavemente para combinarla.
5. Tapar la olla y cocinar a fuego lento durante 4 horas.
6. Después de cuatro horas, saque las pechugas de pollo de la olla y desmenúcelas con un tenedor.
7. Hervir la pasta en agua con sal y escurrirla.

8. Vuelve a poner el pollo desmenuzado y añade la pasta cocida en la olla de cocción lenta, y cúbrela con queso.

9. Tapa la olla de cocción lenta y cocina a fuego lento durante 30 minutos hasta que el queso se derrita por completo.

10. Adornar con perejil fresco picado antes de servir.

NUTRICIÓN: Calorías: 455,5 Carbohidratos: 59,7g Proteínas: 36g Azúcares: 2,6g Grasas: 8,5g Fibra dietética: 6,2g Colesterol: 69mg Sodio: 503,3mg

18. Salsa de pasta con pavo molido para cocinar a fuego lento

Preparación: 15 minutos

Cocción: 8 horas

Porciones: 8

INGREDIENTES:

- Pavo molido - 1 libra
- Cebolla picada - 1 mediana
- Ajo picado - 6 dientes
- Tomates picados - 29 onzas (2 latas)
- Aceite de oliva - 2 cucharadas
- Pasta de tomate - 2 cucharadas
- Salsa de tomate - 14½ onzas (1 lata)
- Condimento de hierbas italianas - 2 cucharadas
- Vino tinto seco - 1/2 taza
- Pimienta negra molida - ¼ de cucharadita
- Sal - ½ cucharadita
- Pimienta roja machacada - ¼ de cucharadita
- Spray antiadherente para cocinar - según sea necesario
- Para la guarnición:
- Perejil italiano fresco, picado - ¼ de taza
- Queso parmesano - ¼ de taza

INSTRUCCIONES:

1. Rocía un poco de aceite de cocina antiadherente en el fondo de la olla de cocción lenta.
2. Poner la cebolla, el aceite de oliva y el ajo en un bol lento y calentar en el microondas durante dos minutos a máxima potencia.
3. Asegúrese de parar el microondas al minuto y revuelva la mezcla y luego cocínela durante el minuto restante.

4. En la olla de cocción lenta, ponga la salsa de tomate o los tomates triturados, los tomates en cubos, el vino tinto seco, la pasta de tomate, el condimento de hierbas italiano, la pimienta negra molida, la sal y la pimienta roja triturada y combine.

5. Romper el pavo molido en trozos y ponerlo en la salsa.

6. Golpear los trozos de pavo con una cuchara grande para que queden parcialmente cubiertos por la salsa.

7. No revuelva el pavo.

8. Cerrar la olla y cocinar a fuego lento durante 8 horas.

9. Una vez que el pavo esté bien cocido, añada la salsa cocinada en el microondas.

10. Espolvorear con queso parmesano rallado y perejil picado antes de servir.

NUTRICIÓN: Calorías: 201 Carbohidratos: 11,4g Proteínas: 18,9g Azúcares: 6,8g Grasas: 8g Fibra dietética: 3,4g

19. Pasta de cocción lenta con alcachofa

Tiempo de preparación: 10 minutos

Cocción: 9 horas 15 minutos

Porciones: 4

INGREDIENTES:

- Carne de vacuno, tipo guiso - 1 libra
- Pasta Penne - 1½ tazas
- Cebolla picada - 1/2 taza
- Champiñones escurridos y cortados en rodajas - 4½ onzas
- Corazones de alcachofa escurridos y picados - 14 onzas
- Alcaparras escurridas - 1 cucharada
- Vinagre balsámico - 1 cucharada
- Condimento italiano - 1 cucharadita
- Ajo seco picado - 1 cucharada
- Azúcar - 1 cucharadita
- Sal - 1 cucharadita
- Aceite de oliva - 1 cucharada
- Queso parmesano rallado - ½ taza
- Pimienta fresca molida - ¼ de cucharadita
- Aceite de oliva - según necesidad

INSTRUCCIONES:

1. Espolvoree el spray de cocina en una olla de cocción lenta de cuatro cuartos.
2. Añade a la olla de cocción lenta la carne de vacuno, los champiñones, la cebolla, los corazones de alcachofa, los tomates, las alcaparras escurridas, el vinagre balsámico, el ajo picado, la sal y el condimento italiano.
3. Cubra la tapa y cocine a fuego lento durante 9 horas.
4. Cocer la pasta 15 minutos antes de servirla.

5. Poner la pasta cocida, el aceite y la pimienta en la mezcla de carne y remover.
6. Servir caliente cubriendo con queso.

NUTRICIÓN: Calorías: 560 Carbohidratos: 58g Proteínas: 35g Azúcares: 8g Grasas: 21g Fibra dietética: 13g Colesterol: 70mg Sodio: 1470mg Potasio: 890mg

20. Pasta y salchicha mediterránea robusta

Preparación: 15 minutos

Cocción: 6½ horas

Porciones: 4

INGREDIENTES:

- Salchichas, eslabones italianos, cortados por la mitad - 4 onzas cada uno
- Tomates sin escurrir y chiles picados - 10 onzas
- Salsa de espaguetis con salchicha italiana - 25,6 onzas
- Cebolla picada - 1 mediana
- Pimiento verde en juliana - 1 grande
- Condimento italiano - 1 cucharadita
- Pasta en espiral, sin cocer - 2 tazas
- Ajo picado - 2 dientes

Direcciones:

1. Dorar las salchichas en una sartén grande antiadherente.
2. Pasar las salchichas doradas a una olla de cocción lenta de 4 cuartos.
3. Ahora ponga los tomates, la cebolla, el pimiento verde, el ajo, la salsa de espaguetis, el condimento italiano y combine.
4. Cierre la tapa y cocine a fuego lento durante 6 horas.
5. Añade la pasta.
6. Tapa y cocina de nuevo a fuego alto durante 30 minutos para ablandar la pasta.
7. Servir caliente.

NUTRICIÓN: Calorías: 529 Carbohidratos: 60g Proteínas: 23g Azúcares: 19g Grasas: 22g Colesterol: 53g Sodio: 1573mg

RECETAS DE SOPAS Y GUISOS

21. Sopa de pollo saludable

Tiempo de preparación: 15 minutos

Tiempo de cocción: 4 horas

Porciones: 6

INGREDIENTES:

- 1½ lb. de pollo asado cocido, desmenuzado
- 2 latas (15 onzas) de alubias Great Northern, escurridas y enjuagadas
- 3 zanahorias, peladas y picadas
- 3 tallos de apio picados
- 4 C. de espinacas frescas
- 1 cebolla amarilla picada
- 3 dientes de ajo picados
- 2 hojas de laurel
- Sal y pimienta negra recién molida, al gusto
- 4 C. de caldo de pollo bajo en sodio
- 2 C. de agua

INSTRUCCIONES:

1. En una olla de cocción lenta, coloque todos los ingredientes y revuelva para combinarlos.
2. Ponga la olla de cocción lenta en "Alto" y cocine, tapada, durante unas 3-4 horas.
3. Servir caliente.

NUTRICIÓN: Calorías por porción: 377; Carbohidratos: 36,8g; Proteínas: 47,2g; Grasas: 4,2g; Azúcar: 2,5g; Sodio: 195mg; Fibra: 11,7g

22. Sopa de pollo caliente

Tiempo de preparación: 15 minutos

Tiempo de cocción: 7 horas 10 horas

Porciones: 4

INGREDIENTES:

- 3 pechugas de pollo deshuesadas y sin piel, cortadas en cubos de ½ pulgada
- 1 cebolla picada
- 3 zanahorias, peladas y picadas
- 3 tallos de apio picados
- 3 dientes de ajo picados
- 1 hoja de laurel
- 5½ C. de caldo de pollo
- Sal y pimienta negra recién molida, al gusto
- 2½ C. de fideos de huevo
- 1 C. de guisantes congelados
- ¼ C. de perejil fresco picado

INSTRUCCIONES:

1. En una olla de cocción lenta, coloque todos los ingredientes excepto los fideos, los guisantes y el perejil y revuelva para combinar.
2. Ponga la olla de cocción lenta en "Bajo" y cocine, tapada, durante unas 6 horas.
3. Destapa la olla de cocción lenta y añade los fideos de huevo y los guisantes.
4. Ponga la olla de cocción lenta en "Alto" y cocine, tapado durante unos 7-10 minutos.
5. Destape la olla de cocción lenta y añada el perejil.
6. Servir inmediatamente.

NUTRICIÓN: Calorías por porción: 501; Carbohidratos: 40,5g; Proteínas: 51,2g; Grasas: 13,6g; Azúcar: 6,9g; Sodio: 1200mg; Fibra: 5,5g

23. Sopa de pollo increíblemente deliciosa

Tiempo de preparación: 20 minutos

Tiempo de cocción: 6 horas y 20 minutos

Porciones: 8

INGREDIENTES:

- 1½ lb. de pechugas de pollo
- ¾ C. de arroz blanco de grano largo
- 2 zanahorias grandes, peladas y cortadas en rodajas de ¼ de pulgada
- 1 cebolla amarilla picada
- 1 tallo de apio, cortado en dados
- Sal y pimienta negra recién molida, al gusto
- 6 C. de caldo de pollo
- 2 cucharadas de mantequilla derretida
- 2 cucharadas de harina común
- 2 huevos
- ¼ C. de zumo de limón fresco
- 2-3 cucharadas de queso feta desmenuzado

INSTRUCCIONES:

1. En una olla de cocción lenta, coloque las pechugas de pollo, el arroz, las zanahorias, la cebolla, el apio, la sal, la pimienta negra y el caldo y revuelva para combinar.
2. Ponga la olla de cocción lenta en "Bajo" y cocine, tapado durante unas 4-6 horas.
3. Destape la olla de cocción lenta y con una espumadera, transfiera las pechugas de pollo a un plato.
4. En un cuenco, añada la mantequilla y la harina y bata hasta que esté suave.
5. Añadir aproximadamente 1 C. de sopa caliente en el recipiente de la mezcla de harina y batir hasta que esté suave.

6. Añade la mezcla de harina en la olla de cocción lenta con el resto de la sopa y remueve para combinar.

7. Añadir el zumo de limón y remover para combinar.

8. En un bol, añadir los huevos y batir hasta que estén espumosos.

9. Añadir 1 cucharada de la sopa caliente en el bol de los huevos batidos y batir bien.

10. Repite este proceso 3 veces.

11. Añade la mezcla de huevos a la olla de cocción lenta con el resto de la sopa y remueve para combinar.

12. Con 2 tenedores, desmenuce la carne de las pechugas de pollo.

13. En la sopa, agregue la carne desmenuzada y revuelva para combinar.

14. Ponga la olla de cocción lenta en "Alto" y cocine, tapada, durante unos 15-20 minutos.

15. Servir caliente con la cobertura de feta.

NUTRICIÓN: Calorías por porción: 323; Carbohidratos: 19,5g; Proteínas: 31,8g; Grasas: 12g; Azúcar: 2,4g; Sodio: 744mg; Fibra: 1,1g

24. La mejor opción para cenar sopa

Tiempo de preparación: 15 minutos

Tiempo de cocción: 4½ horas

Porciones: 4

INGREDIENTES:

- 12-16 albóndigas de pavo congeladas
- 1 lata (14 onzas) de garbanzos, escurridos y enjuagados
- 2 zanahorias medianas, peladas y picadas
- 1 cebolla mediana picada
- 1 lata (28 onzas) de tomates picados asados al fuego
- 1 diente de ajo picado
- 1 cucharada de ralladura de limón
- 4 C. de caldo de pollo
- 1 lata (8 onzas) de salsa de tomate
- ½ cucharadita de orégano seco
- ½ cucharadita de perejil seco
- Sal y pimienta negra recién molida, al gusto
- 2-3 C. de hojas frescas de espinacas tiernas
- 1 C. de orzo

INSTRUCCIONES:

1. En una olla de cocción lenta, coloque todos los ingredientes excepto las espinacas y el orzo y revuelva para combinarlos.
2. Ponga la olla de cocción lenta en "Alto" y cocine, tapada, durante unas 3-4 horas.
3. Destape la olla de cocción lenta y añada las espinacas y el orzo.
4. Ponga la olla de cocción lenta en "Alto" y cocine, tapado, durante unos 20-30 minutos.
5. Servir caliente.

NUTRICIÓN: Calorías por porción: 845; Carbohidratos: 96,7g; Proteínas: 63,6g; Grasas: 24,9g; Azúcar: 16,4g; Sodio: 2000mg; Fibra: 11g

25. Sopa de carne para noches acogedoras

Tiempo de preparación: 20 minutos

Tiempo de cocción: 4½ horas

Porciones: 8

INGREDIENTES:

- 1 libra de garbanzos secos, remojados durante 12 horas y escurridos
- 2 libras de muslos de pollo sin piel
- 1 (4oz.) pieza de jamón serrano, cortada en cubos de ½ pulgada
- 4 oz. de chorizo español, cortado en rodajas de ½ pulgada
- 8 patatas rojas pequeñas, lavadas y cortadas por la mitad
- 2 zanahorias medianas, peladas y cortadas en trozos de ½ pulgada
- 1 puerro grande (partes blanca y verde claro), cortado por la mitad y en rodajas finas
- 2 tallos de apio picados
- 3 dientes de ajo grandes, picados
- 1 cucharada de orégano fresco picado
- 2 hojas de laurel
- 1 cucharada de pimentón ahumado
- ½ cucharadita de hebras de azafrán
- Sal y pimienta negra recién molida, al gusto
- 6 C. de caldo de pollo caliente
- 1 libra de col, descorazonada y cortada en 8 trozos
- ½ C. de perejil fresco picado

INSTRUCCIONES:

1. En una olla de cocción lenta, coloque todos los ingredientes excepto el repollo y el perejil y revuelva para combinar.
2. Poner la olla de cocción lenta en "Alto" y cocinar, tapada, durante unas 4 horas.

3. Destape la olla de cocción lenta y con una espumadera, transfiera las pechugas de pollo a una tabla de cortar.

4. En la olla de cocción lenta, coloque el repollo y sumérjalo en la sopa.

5. Poner la olla de cocción lenta en "Alto" y cocinar, tapada, durante unos 30 minutos.

6. Mientras tanto, retira los huesos de las pechugas de pollo y corta la carne en trozos del tamaño de un bocado.

7. Destape la olla de cocción lenta y deseche las hojas de laurel.

8. Incorporar los trozos de pollo y servir con la guarnición de perejil.

NUTRICIÓN: Calorías por porción: 832; Carbohidratos: 78g; Proteínas: 65,2g; Grasas: 29,2g; Azúcar: 11,9g; Sodio: 923mg; Fibra: 16,4g

26. Sopa de pollo y garbanzos

Tiempo de preparación: 20 minutos

Tiempo de cocción: 8 horas

Porciones: 4

INGREDIENTES

- 4 tazas de agua
- 1 ½ tazas de garbanzos secos
- ¼ de taza de cilantro fresco picado
- ¼ de taza de aceitunas curadas en aceite, sin hueso, partidas por la mitad
- 2 libras de muslos de pollo sin piel
- 15 onzas de lata de tomates picados
- 14 onzas de lata de corazones de alcachofa escurridos, cortados en cuartos
- 1 hoja de laurel
- 1 cebolla amarilla picada
- 4 dientes de ajo picados
- ½ cucharadita de sal
- ½ cucharadita de pimienta molida
- ¼ de cucharadita de pimienta de cayena
- 4 cucharaditas de pimentón
- 4 cucharaditas de comino molido
- 2 cucharadas de pasta de tomate

INSTRUCCIONES:

1. En un bol grande, añadir los garbanzos y el agua (suficiente para cubrir los garbanzos). Poner en remojo toda la noche
2. Cuando esté listo para cocinar a la mañana siguiente, escurrir y colocar en la olla de cocción lenta
3. Añade 4 tazas de agua y todos los ingredientes restantes excepto el cilantro y los corazones de alcachofa

4. Tapar y cocinar durante 8 horas en la posición LOW
5. Sacar el pollo y colocarlo en la tabla de cortar
6. Retire y deseche la hoja de laurel
7. Cortar la carne en tiras y devolverla a la olla. Añadir las alcachofas
8. Adornar cada porción con cilantro

NUTRICIÓN: calorías 447, carbohidratos 43g, azúcares 8g, fibra 11g, proteínas 33g, grasas 15g

27. Sopa de pollo con fideos

Tiempo de preparación: 15 minutos

Tiempo de cocción: 8 horas

Porciones: 4

INGREDIENTES

- 1 libra de pechuga de pollo, sin piel y sin hueso
- 4 tazas de caldo de pollo
- 6 onzas de pasta rotini integral
- Lata de 14 onzas de tomates asados al fuego en rodajas, sin sal añadida
- 1 taza de pimiento naranja picado
- 1 ½ tazas de cebolla amarilla picada
- 4 dientes de ajo picados
- 1 hoja de laurel
- ½ taza de queso parmesano rallado
- 2 cucharadas de perejil de hoja plana, fresco, picado
- 2 cucharadas de albahaca fresca picada
- 1 cucharada de condimento italiano
- ¼ de cucharadita de pimienta molida

INSTRUCCIONES:

1. Añade todos los ingredientes en la olla de cocción lenta excepto la pasta, el queso y el perejil
2. Tapar y cocinar durante 8 horas en LOW
3. Retire y deseche la hoja de laurel
4. Pasar el pollo a la tabla de cortar
5. Añade la pasta a la sopa, cierra la tapa y cocina de 15 a 30 minutos o hasta que esté al dente
6. Cortar la carne en tiras y mezclarla con la sopa
7. Cubra cada porción con queso y perejil

NUTRICIÓN: calorías 256, carbohidratos 29g, azúcar 4g, proteínas 35g, grasas 4g, fibra 4g

28. Sopa de fideos con pollo al limón

Tiempo de preparación: 15 minutos

Tiempo de cocción: 8 horas

Porciones: 8

INGREDIENTES

- 1 ½ libras de pechuga de pollo, deshuesada, sin piel y cortada en cubos del tamaño de un bocado
- 1 ½ tazas de pasta orzo
- 2 cucharadas de zumo de limón fresco
- 7 tazas de caldo de pollo
- ¼ de taza de aceitunas griegas sin hueso, cortadas en rodajas
- ¼ de taza de tomates secos picados
- 4 cebollas verdes, cortadas en rodajas
- 1 diente de ajo picado
- 1 ½ cucharaditas de perejil fresco picado
- 1 ½ cucharaditas de orégano fresco picado
- 1 ½ cucharaditas de albahaca fresca picada
- 1 cucharada de aceite de oliva
- 1 cucharada de condimento griego
- 1 cucharada de alcaparras escurridas
- 1 cucharadita de pimienta

INSTRUCCIONES:

1. Poner aceite en una sartén y calentar a fuego medio-alto
2. Añada los trozos de pollo, sazone con pimienta y condimento griego y cocine hasta que estén uniformemente dorados. Transfiera a la olla de cocción lenta
3. En la misma sartén, añada las cebollas y cocínelas hasta que estén tiernas. Añade el ajo y cocina durante 30 segundos. Vierta la mezcla sobre el pollo en la olla de cocción lenta

4. Añade el caldo de pollo, los tomates, la aceituna, el orégano, la albahaca y las alcaparras
5. Tapa y cocina de 6 a 8 horas en LOW
6. Añada la pasta y cocínela hasta que esté al dente, entre 15 y 30 minutos
7. Añadir el zumo de limón y el perejil

NUTRICIÓN: Calorías 285, carbohidratos 31g, azúcar 3g, proteínas 25g, fibra 1g, grasas 5g

29. Sopa de pollo y arroz

Tiempo de preparación: 35 minutos

Tiempo de cocción: 5 horas

Porciones: 12

INGREDIENTES

- 2 libras de pechugas de pollo, sin piel, sin hueso y cortadas en cubos del tamaño de un bocado
- 4 tazas de arroz integral cocido
- 14,5 onzas de caldo de pollo
- ¼ de taza de zumo de limón, fresco
- 1 limón, en rodajas
- 4 cucharaditas de ralladura de limón
- 1 cebolla picada
- 1 zanahoria picada
- 8 tazas de acelgas picadas
- ½ cucharadita de pimienta
- 2 cucharadas de aceite de oliva

INSTRUCCIONES:

1. Poner aceite en una sartén grande y calentar a fuego medio-alto
2. Añadir el pollo y cocinar hasta que se dore. Pasar a la olla de cocción lenta
3. En la misma sartén, añada las cebollas y las zanahorias. Cocine hasta que estén tiernos y vierta sobre el pollo
4. Añade todos los ingredientes restantes excepto el arroz
5. Tapar y cocinar durante 5 horas en LOW
6. Añada el arroz y cocine durante 30 minutos más

NUTRICIÓN: calorías 203, carbohidratos 20g, grasas 5g, proteínas 20g, azúcar 3g, fibra 2g

30. Sopa de lentejas

Tiempo de preparación: 20 minutos

Tiempo de cocción: 5 horas

Porciones: 8

INGREDIENTES

- 1 taza de lentejas verdes, enjuagadas
- 8 tazas de caldo de pollo
- 2 tazas de escarola, cortada en juliana
- ½ taza de apio, cortado en dados
- ½ taza de corazones de alcachofa
- ½ taza de tomates secos
- 1 taza de zanahorias en rodajas
- 1 cebolla, cortada en dados
- 3 ramitas de orégano fresco
- 1 limón, exprimido y pelado
- 1 cucharadita de pasta de caldo de verduras

INSTRUCCIONES:

1. En la olla de cocción lenta, añade todos los ingredientes excepto la ralladura de limón, el zumo de limón y la escarola
2. Tapa y cocina durante 5 horas en ALTA o 8 horas en BAJA
3. Añade la ralladura de limón, el zumo de limón y la escarola
4. Remover y cocinar durante otros 10 minutos

NUTRICIÓN: Calorías: 230; Grasa total: 8g; Grasa saturada: 1g; Colesterol: 0mg; Sodio: 359mg; Carbohidratos totales: 34g; Fibra: 6g; Proteínas: 8g

RECETA DE AVES DE CORRAL

31. Pechugas de pollo escalfadas

Tiempo de preparación: 15 minutos

Tiempo de cocción: 8 horas

Porciones: 6

INGREDIENTES:

- 1 puerro, cortado en rodajas
- 1 chalota, cortada en dados
- 2 dientes de ajo picados
- 1 zanahoria grande, pelada y cortada en dados
- 1 tallo de apio, cortado en dados
- 11/2 libras de pechugas de pollo deshuesadas y sin piel
- 1/4 de taza de vino blanco seco
- 1 taza de caldo de pollo asado
- 1/4 de taza de aceite de oliva

INSTRUCCIONES:

1. Engrase una olla de cocción lenta de 4 a 5 cuartos con aceite de oliva en aerosol. Coloque todos los ingredientes en la olla. Tapa y cocina a fuego lento durante 7-8 horas. Sirve cada pechuga con un poco del líquido de cocción y un chorrito de aceite de oliva.

NUTRICIÓN: Calorías: 252 Grasas: 13g Proteínas: 25g Sodio: 322mg Fibra: 1g Carbohidratos: 7g Azúcar: 2g

32. Pollo al romero con patatas

Tiempo de preparación: 15 minutos

Tiempo de cocción: 4 horas y 10 minutos

Porciones: 6

INGREDIENTES:

- 1 cucharada de aceite de oliva
- 2 libras de muslos de pollo deshuesados y sin piel
- 1/2 cucharadita de sal kosher
- 1/2 cucharadita de pimienta negra recién molida
- 6 patatas rojas pequeñas, cortadas por la mitad
- 1 puerro (sólo las partes blancas y verdes pálidas), cortado en trozos de 1".
- 6 ramitas de romero, divididas
- 1 diente de ajo picado
- 1/2 taza de caldo de pollo asado
- 1/4 de taza de alcaparras

INSTRUCCIONES:

1. Calentar el aceite de oliva en una sartén grande a fuego medio hasta que esté caliente pero no humeante. Poner el pollo y masajear con sal y pimienta. Cocinar en 5 minutos por un lado y dar la vuelta. Cocinar durante 5 minutos más.

2. Coloque las patatas y el puerro en una olla de cocción lenta de 4 a 5 cuartos. Cubre con 5 ramitas de romero y ajo. Coloca los muslos de pollo sobre el romero. Vierte el caldo sobre el pollo y las patatas. Tapa y cocina a fuego alto durante 3-4 horas. Poner las alcaparras antes de servir y adornar con el romero restante.

NUTRICIÓN: Calorías: 336 Grasas: 9g Proteínas: 33g Sodio: 595mg Fibra: 3g Carbohidratos: 30g Azúcar: 2g

33. Pechugas de pollo con ricotta a la salvia

Tiempo de preparación: 15 minutos

Tiempo de cocción: 8 horas y 6 minutos

Porciones: 4

INGREDIENTES:

- 6 hojas de salvia fresca, picadas
- 1/2 taza de queso ricotta semidesnatado
- 4 (4 onzas) pechugas de pollo deshuesadas y sin piel
- 1/2 cucharadita de sal kosher
- 1/2 cucharadita de pimienta negra recién molida
- 1 cucharada de aceite de oliva
- 1/2 taza de vino blanco
- 3/4 de taza de caldo de pollo
- 1/4 de taza de aceitunas niçoise, sin hueso y picadas

INSTRUCCIONES:

1. Combine la salvia y el requesón en un bol pequeño. Haga un corte en una pechuga de pollo para formar un bolsillo. Rellene el pollo con 2 cucharadas de relleno. Atar con hilo de cocina y recortar los extremos. Repita la operación con el resto del pollo y el queso.

2. Sazonar las pechugas de pollo con sal y pimienta. Caliente el aceite de oliva en una sartén grande hasta que esté caliente pero no humeante. Coloque el pollo en la sartén y dórelo por un lado, unos 3 minutos. Dale la vuelta y dóralo por el segundo lado, unos 3 minutos.

3. Coloque el pollo con cuidado en una olla de cocción lenta de 4 a 5 cuartos. Vierte el vino y el caldo de pollo en la olla de cocción lenta. Cocina a fuego lento durante 6-8 horas. Corta el hilo de las pechugas de pollo y espolvorea con las aceitunas.

NUTRICIÓN: Calorías: 168 Grasas: 7g Proteínas: 19g Sodio: 489mg Fibra: 0g Carbohidratos: 3g Azúcar: 0g

34. Pato dulce y picante

Tiempo de preparación: 15 minutos

Tiempo de cocción: 4 horas y 4 minutos

Porciones: 6

INGREDIENTES:

- 1 pato (3 libras), sin piel
- 1 cucharada de aceite de oliva
- 1/2 cucharadita de sal kosher
- 1/2 cucharadita de pimienta negra recién molida
- 1/2 cucharadita de copos de pimienta roja
- 2 dientes de ajo picados
- 1 manzana mediana, cortada en trozos de una pulgada
- 1 pera mediana, pelada, cortada en trozos de una pulgada
- 1 cucharada de zumo de limón
- 1 cebolla roja grande, pelada y picada
- 1 zanahoria grande, pelada y picada
- 1 tallo de apio picado
- 1/2 taza de vino tinto seco
- 1/4 de taza de miel
- 1/4 de taza de vinagre de sidra
- 1 taza de caldo de pollo asado

INSTRUCCIONES:

1. Retirar la grasa sobrante del pato. Cortar en porciones del tamaño de una ración. Calentar el aceite de oliva en una sartén grande o en un horno holandés hasta que esté caliente pero no humeante. Añadir el pato y sazonar con sal, pimienta y escamas de pimiento rojo.

2. Cocinar durante 3 minutos por un lado. Añadir el ajo a la sartén, dar la vuelta al pato y cocinar durante 1 minuto. Mientras se dora

el pato, pon los trozos de manzana y pera en un bol con agua fría y zumo de limón.

3. Poner la cebolla, la zanahoria y el apio en el fondo de una olla de cocción lenta de 4 a 5 cuartos. Escurre la manzana y la pera, y cubre las verduras con la mezcla de pato y manzana y pera.

4. En un bol pequeño, bata el vino, la miel, el vinagre y el caldo. Verter sobre el pato. Tapar y cocinar a fuego alto durante 3-4 horas.

NUTRICIÓN: Calorías: 422 Grasa: 12g Proteína: 46 Sodio: 516mg Fibra: 2g Carbohidratos: 26g Azúcar: 19g

35. Pollo a la parmesana clásico

Tiempo de preparación: 15 minutos

Tiempo de cocción: 4 horas y 13 minutos

Porciones: 4

INGREDIENTES:

- 1 huevo grande
- 1/2 taza de pan rallado
- 1/2 cucharadita de albahaca seca
- 1/2 cucharadita de orégano seco
- 6 mitades de pechuga de pollo deshuesada y sin piel (4 onzas)
- 1 cucharada de aceite de oliva
- 13/4 tazas de salsa de tomate
- 1/2 taza de queso mozzarella rallado
- 2 cucharadas de queso parmesano rallado
- 1/4 de taza de perejil fresco picado

INSTRUCCIONES:

1. Mezclar el huevo hasta que esté espumoso en un plato llano. Mezclar el pan rallado, la albahaca y el orégano en otro plato llano. Sumerja el pollo en el huevo y luego en la mezcla de pan rallado para cubrirlo.
2. Calentar el aceite de oliva en una sartén grande hasta que esté caliente pero no humeante. Ponga el pollo y dórelo en 3 minutos. Dar la vuelta y volver a cocinar en 3 minutos.
3. Poner el pollo en una olla de cocción lenta de 4 a 5 cuartos. Cúbrelo con la salsa de tomate. Cocine a fuego alto durante 3-4 horas. Espolvorea con los quesos, pon el fuego a bajo y cocina durante 10 minutos. Retira de la olla de cocción lenta y adorna con perejil.

NUTRICIÓN: Calorías: 278 Grasas: 11g Proteínas: 32g Sodio: 732mg Fibra: 1,5g Carbohidratos: 11g Azúcar: 4g

36. Pollo asado de emonía

Tiempo de preparación: 15 minutos

Tiempo de cocción: 7 horas

Porciones: 6

INGREDIENTES:

- 1 (31/2- a 4 libras) de pollo para freír
- 1 cucharadita de sal kosher
- 1 cucharadita de pimienta negra recién molida
- 1 diente de ajo machacado
- 3 cucharadas de aceite de oliva
- 2 limones, cortados en cuartos
- 1/2 taza de caldo de pollo asado

INSTRUCCIONES:

1. Masajear el pollo con sal, pimienta y ajo. Unte con aceite de oliva. Poner los cuartos de limón en la olla de cocción lenta. Cubre con el pollo. Vierte el caldo sobre el pollo. Tapa y cocina a fuego alto durante 1 hora. Ajuste el fuego a bajo y cocine durante 5-6 horas.

NUTRICIÓN: Calorías: 608 Grasas: 20g Proteínas: 96g Sodio: 825mg Fibra: 1g Carbohidratos: 3g Azúcar: 0,5g

37. Gallinas de caza de Cornualles

Tiempo de preparación: 15 minutos

Tiempo de cocción: 5 horas y 10 minutos

Raciones: 2

INGREDIENTES:

- 2 gallinas de caza (11/2 libras)
- 1 cucharadita de sal kosher, dividida
- 1 cucharadita de pimienta negra recién molida, dividida
- 2 cebolletas, cortadas en dados finos
- 2 hojas de menta fresca, picadas
- 1/4 de taza de harina de maíz gruesa
- 2 cucharadas de aceite de oliva, divididas
- 1/2 taza de caldo vegetal de vino blanco

INSTRUCCIONES:

1. Lavar las gallinas por dentro y por fuera. Sécalas con palmaditas. Sazonar el interior de cada una con la mitad de la sal y la pimienta. Mezclar las cebolletas, la menta y la harina de maíz en un bol pequeño. Poner 2 cucharadas de la mezcla de harina de maíz en la cavidad de cada gallina. Tire de la piel suelta sobre la cavidad y asegúrela con hilo de cocina.

2. Calentar 1 cucharada de aceite de oliva en una sartén grande a fuego medio hasta que esté caliente pero no humeante. Masajea las gallinas con el resto de la sal y la pimienta. Colocar las gallinas en la sartén y cocinarlas durante 5 minutos. Dale la vuelta y dóralas durante 5 minutos más.

3. Engrasa el interior de una olla de cocción lenta de 4-5 cuartos con 2 cucharaditas de aceite de oliva. Utiliza el resto del aceite de oliva para pincelar las gallinas. Coloca las gallinas en la olla de cocción lenta y vierte el caldo. Tapa y cocina a fuego alto durante 4-5 horas. La temperatura del relleno debe ser de 165 F con un termómetro de lectura instantánea.

NUTRICIÓN: Calorías: 991 Grasas: 34g Proteínas: 145g Sodio: 1.837mg Fibra: 1g Carbohidratos: 16g Azúcar: 1g

38. Cazuela de pollo mediterránea

Tiempo de preparación: 15 minutos

Tiempo de cocción: 6 horas

Porciones: 4

INGREDIENTES:

- 1 calabaza mediana, en cubos de 2 pulgadas
- 1 pimiento mediano, sin semillas y cortado en dados
- 1 lata (141/2 onzas) de tomates cortados en cubos, sin escurrir
- 4 mitades de pechuga de pollo deshuesada y sin piel, en trozos del tamaño de un bocado
- 1/2 taza de salsa suave
- 1/4 de taza de pasas
- 1/4 de cucharadita de canela molida
- 1/4 de cucharadita de comino molido
- 2 tazas de arroz blanco cocido
- 1/4 de taza de perejil fresco picado

INSTRUCCIONES:

1. Añade la calabaza y el pimiento en el fondo de una olla de cocción lenta de 4 a 5 cuartos engrasada. Mezcla los tomates, el pollo, la salsa, las pasas, la canela y el comino y vierte sobre la calabaza y los pimientos.
2. Tapa y cocina a fuego lento durante 6 horas o a fuego fuerte durante 3 horas. Retire el pollo y las verduras y sírvalos sobre el arroz cocido. Vierta la salsa restante de la olla de cocción lenta sobre las verduras. Adorne con perejil.

NUTRICIÓN: Calorías: 317 Grasas: 3g Proteínas: 28,5g Sodio: 474mg Fibra: 3g Carbohidratos: 43g Azúcar: 10g

39. Polenta de pollo al pesto

Tiempo de preparación: 15 minutos

Tiempo de cocción: 6 horas y 45 minutos

Porciones: 6

INGREDIENTES:

- 4 pechugas de pollo deshuesadas y sin piel, en trozos del tamaño de un bocado
- 1 taza de pesto preparado, dividido
- 1 cebolla mediana, pelada y cortada en dados finos
- 4 dientes de ajo picados
- 11/2 cucharaditas de condimento italiano seco
- 1 tubo (16 onzas) de polenta preparada, cortada en rodajas de 1/2".
- 2 tazas de espinacas frescas picadas
- 1 lata (141/2 onzas) de tomates cortados en cubos
- 1 bolsa (8 onzas) de queso italiano rallado bajo en grasa

INSTRUCCIONES:

1. Mezcla los trozos de pollo con el pesto, la cebolla, el ajo y el condimento italiano en un bol grande. Coloca la mitad de la mezcla de pollo, la mitad de la polenta, la mitad de las espinacas y la mitad de los tomates en una olla de cocción lenta de 4 a 5 cuartos engrasada.
2. Continúe con las capas, terminando con los tomates. Tapa y cocina a fuego lento durante 4-6 horas o a fuego alto durante 2-3 horas. Cubra con el queso. Tapa y sigue cocinando de 45 minutos a una hora hasta que el queso se haya derretido.

NUTRICIÓN: Calorías: 535 Grasa: 16g Proteína: 32g Sodio: 429mg Fibra: 4g Carbohidratos: 65g Azúcar: 4g

40. Pollo asado

Tiempo de preparación: 15 minutos

Tiempo de cocción: 5 horas y 15 minutos

Porciones: 6

INGREDIENTES:

- 1 (4 libras) de pollo entero
- 11/2 cucharaditas de sal kosher
- 2 cucharaditas de pimentón
- 1/2 cucharadita de cebolla en polvo
- 1/2 cucharadita de tomillo seco
- 1/2 cucharadita de albahaca seca
- 1/2 cucharadita de pimienta blanca molida
- 1/2 cucharadita de pimienta de cayena molida
- 1/2 cucharadita de pimienta negra molida
- 1/2 cucharadita de ajo en polvo
- 2 cucharadas de aceite de oliva

INSTRUCCIONES:

1. En un bol pequeño, mezclar la sal, el pimentón, la cebolla en polvo, el tomillo, la albahaca, la pimienta blanca, la pimienta de cayena, la pimienta negra y el ajo en polvo. Masajear con la mezcla de especias todo el pollo.
2. Coloque el pollo con especias en una olla de cocción lenta de 6 cuartos engrasada. Rocíe el aceite de oliva uniformemente sobre el pollo. Cocine a fuego alto durante 3-31/2 horas o a fuego lento durante 4-5 horas. Saque el pollo con cuidado de la olla de cocción lenta y colóquelo en un plato grande o una fuente de servir.

NUTRICIÓN: Calorías: 400 Grasas: 14g Proteínas: 64g Sodio: 820mg Fibra: 0,5g Carbohidratos: 1g Azúcar: 0g

RECETAS DE CARNE DE VACUNO

41. Pastel de pastor

Tiempo de preparación: 10 minutos

Tiempo de cocción: 8 horas

Raciones: 2

INGREDIENTES:

- 8 onzas de carne molida magra
- 1 taza de guisantes congelados, descongelados
- 1 taza de zanahorias picadas
- ½ taza de cebollas picadas
- ⅛ cucharadita de sal marina
- Pimienta negra recién molida
- 1½ tazas de puré de patatas preparado
- 2 cucharadas de queso Cheddar afilado rallado

INSTRUCCIONES:

1. Poner la carne, los guisantes, las zanahorias y las cebollas en la olla de cocción lenta y remover bien. Sazona la mezcla con la sal y unas cuantas moliendas de pimienta negra.
2. Extienda el puré de patatas preparado sobre la mezcla de carne y verduras en una capa uniforme.
3. Tapar y cocinar a fuego lento durante 8 horas.
4. Espolvorear la parte superior del pastel de pastor con el queso Cheddar justo antes de servir.

NUTRICIÓN: Calorías: 468 Grasas saturadas: 6g Grasas trans: 0g Carbohidratos: 42g Fibra: 8g Sodio: 403mg Proteínas: 45g

42. Pastel de carne

Tiempo de preparación: 10 minutos

Tiempo de cocción: 8 horas

Raciones: 2

INGREDIENTES:

- 8 onzas de carne molida magra
- 4 onzas de pavo molido
- ½ taza de pan rallado integral
- ½ taza de cebolla picada
- 1 cucharadita de ajo picado
- ¼ de taza de perejil fresco picado
- 1 cucharadita de tomillo fresco picado
- ¼ de taza de ketchup
- 1 huevo
- ⅛ cucharadita de sal marina
- Pimienta negra recién molida
- 1 cucharadita de aceite de oliva virgen extra

INSTRUCCIONES:

1. En un bol grande, combine la carne picada, el pavo picado, el pan rallado, la cebolla, el ajo, el perejil, el tomillo, el ketchup, el huevo, la sal y unas cuantas moliendas de pimienta negra. Utilice las manos para mezclar bien todos los ingredientes.
2. Engrasa el interior de la olla de cocción lenta con el aceite de oliva. Poner la mezcla del pastel de carne en la olla y darle forma de pan.
3. Tapar y cocinar a fuego lento durante 8 horas.

NUTRICIÓN: Calorías: 525 Grasas saturadas: 5g Grasas trans: 0g Carbohidratos: 36g Fibra: 4g Sodio: 783mg Proteínas: 57g

43. Pimientos rellenos de carne molida

Tiempo de preparación: 10 minutos

Tiempo de cocción: 8 horas

Raciones: 2

INGREDIENTES:

- 1 cucharadita de aceite de oliva virgen extra
- 4 pimientos rojos estrechos
- 8 onzas de carne molida magra
- ½ taza de cebolla picada
- 1 cucharadita de semillas de hinojo molidas
- 1 cucharadita de ajo picado
- 1 cucharada de mezcla de hierbas italianas
- 2 cucharadas de pasta de tomate
- 1 huevo batido
- 2 cucharadas de pan rallado
- ¼ de taza de queso parmesano rallado

INSTRUCCIONES:

1. Engrasa el interior de la olla de cocción lenta con aceite de oliva.
2. Cortar la parte superior de cada uno de los pimientos rojos y apartar la parte superior. Retira las semillas y las membranas del interior de cada pimiento.
3. En un cuenco grande, añada la carne, la cebolla, el hinojo, el ajo, la mezcla de hierbas italianas, la pasta de tomate, el huevo, el pan rallado y el queso parmesano. Mezcle bien los ingredientes con las manos. Introduzca la mezcla en cada uno de los pimientos. Ponga los pimientos en posición vertical en la olla de cocción lenta y coloque la parte superior de cada pimiento.
4. Tapar y cocinar a fuego lento durante 8 horas.

NUTRICIÓN: Calorías: 438 Grasas saturadas: 6g Grasas trans: 0g Carbohidratos: 27g Fibra: 7g Sodio: 314mg Proteínas: 46g

44. Goulash de ternera con calabaza, champiñones y semillas de calabaza

Tiempo de preparación: 10 minutos

Tiempo de cocción: 8 horas

Raciones: 2

INGREDIENTES:

- 12 onzas de carne para guisar, cortada en cubos de 1 pulgada
- 1 calabaza pequeña o calabacín, pelada y cortada en cubos de 1 pulgada
- 1 taza de champiñones en cuartos
- ½ cebolla amarilla, partida por la mitad y cortada en medios círculos finos
- 1 diente de ajo picado
- ¼ de cucharadita de canela molida
- ⅛ cucharadita de pimienta de Jamaica molida
- 1 hoja de laurel
- 1 ramita de tomillo fresco
- ⅛ cucharadita de sal marina
- 1 taza de caldo de pollo
- 2 cucharadas de semillas de calabaza

INSTRUCCIONES:

1. Ponga la carne, la calabaza, los champiñones, la cebolla, el ajo, la canela, la pimienta de Jamaica, la hoja de laurel, la ramita de tomillo, la sal y el caldo en la olla de cocción lenta. Remover suavemente para mezclar.
2. Tapar y cocinar a fuego lento durante 8 horas. Retire la ramita de tomillo y la hoja de laurel del goulash antes de servirlo.
3. Adorne cada porción con las semillas de calabaza.

NUTRICIÓN: Calorías: 508 Grasas saturadas: 5g Grasas trans: 0g Carbohidratos: 31g Fibra: 7g Sodio: 622mg Proteínas: 61g

45. Asado de olla

Tiempo de preparación: 10 minutos

Tiempo de cocción: 8 horas

Raciones: 2

INGREDIENTES:

- 16 onzas de asado de ternera, sin grasa visible
- ⅛ cucharadita de sal marina
- Pimienta negra recién molida
- 1 cebolla, cortada en 8 gajos
- 2 zanahorias, cortadas en trozos de 2 pulgadas
- 2 patatas rojas, cortadas en cuartos
- 1 cucharadita de romero picado
- 1 taza de caldo de carne bajo en sodio

INSTRUCCIONES:

1. Sazona el asado con la sal y unas cuantas moliendas de pimienta negra. Póngalo en la olla de cocción lenta. Dispón la cebolla, las zanahorias, las patatas y el romero alrededor de los lados y encima de la carne.
2. Vierta el caldo de carne.
3. Tapa y cocina a fuego lento durante 8 horas. La carne debe estar tierna y derretida.

NUTRICIÓN: Calorías: 696 Grasas saturadas: 7g Grasas trans: 0g Carbohidratos 46g Fibra: 7g Sodio: 524mg Proteínas: 81g

46. Brócoli de ternera

Tiempo de preparación: 10 minutos

Tiempo de cocción: 6 horas

Raciones: 2

INGREDIENTES:

- 12 onzas de bistec de falda, cortado en rodajas finas
- 2 tazas de ramilletes de brócoli
- ½ taza de caldo de carne bajo en sodio
- 2 cucharadas de salsa de soja baja en sodio
- 2 cucharadas de miel o jarabe de arce
- 1 cucharadita de aceite de sésamo tostado
- 1 cucharadita de ajo picado
- 1 cucharada de almidón de maíz

INSTRUCCIONES:

1. Poner la arrachera y el brócoli en la olla de cocción lenta.
2. En un vaso medidor o un bol pequeño, bata el caldo de carne, la salsa de soja, la miel, el aceite de sésamo, el ajo y la maicena. Vierta esta mezcla sobre la carne y el brócoli.
3. Tapar y cocinar a fuego lento durante 6 horas.

NUTRICIÓN: Calorías: 471 Grasas saturadas: 6g Grasas trans: 0g Carbohidratos: 29g Fibra: 3g Sodio: 1107mg Proteínas: 52g

47. Ternera glaseada con balsámico y col roja

Tiempo de preparación: 5 minutos

Tiempo de cocción: 8 horas

Raciones: 2

INGREDIENTES:

- 12 onzas de carne de vacuno para guisar, sin el exceso de grasa y cortada en trozos de una pulgada
- 2 tazas de col roja rallada
- ½ taza de cebolla roja cortada en rodajas finas
- ¼ de taza de vino tinto seco
- ¼ de taza de vinagre balsámico
- 1 cucharadita de mostaza de Dijon
- 1 cucharadita de comino molido
- ⅛ cucharadita de sal marina
- Pimienta negra recién molida

INSTRUCCIONES:

1. Poner la carne en el fondo de la olla de cocción lenta y cubrirla con la col y luego con las cebollas.
2. En un vaso medidor grande o en un bol pequeño, bata el vino, el vinagre, la mostaza, el comino, la sal y unas cuantas moliendas de pimienta negra. Vierta esta mezcla en la olla de cocción lenta.
3. Tapar y cocinar a fuego lento durante 8 horas.

NUTRICIÓN: Calorías: 382 Grasas saturadas: 4g Grasas trans: 0g Hidratos de carbono: 8g Fibra: 3g Sodio: 276mg Proteínas: 53g

48. Ragú de ternera

Tiempo de preparación: 10 minutos

Tiempo de cocción: 8 - 10 horas

Raciones: 2

INGREDIENTES:

- 16 onzas de falda de res, cortada en dos piezas de 8 onzas
- ½ taza de cebolla picada
- 1 cucharadita de romero fresco picado
- 1 diente de ajo picado
- ¼ de taza de zanahoria picada
- 1 tomate ciruela, cortado en dados
- 1 taza de caldo de carne bajo en sodio
- ½ taza de vino tinto seco
- 1 cucharada de vinagre de vino tinto
- 1 cucharadita de pasta de tomate
- ¼ de cucharadita de sal marina

INSTRUCCIONES:

1. Combine todos los ingredientes en la olla de cocción lenta.
2. Tapar y cocinar a fuego lento de 8 a 10 horas, o hasta que la carne esté muy tierna.
3. Pase la falda a una tabla de cortar y desmenúcela con un tenedor. Vuelva a ponerla en la olla y remuévala en el líquido para que se impregne aún más de sabor.

NUTRICIÓN: Calorías: 509 Grasas saturadas: 5g Grasas trans: 0g Carbohidratos: 9g Fibra: 2g Sodio: 602mg Proteínas: 71g

49. Asado de olla con especias, apio y champiñones

Tiempo de preparación: 10 minutos

Tiempo de cocción: 8 horas

Raciones: 2

INGREDIENTES:

- 1 cucharadita de ajo picado
- 1 cucharada de pasta de tomate
- ¼ de cucharadita de pimienta de Jamaica molida
- ⅛ cucharadita de sal marina
- Pimienta negra recién molida
- 16 onzas de asado de ternera, sin el exceso de grasa
- 2 zanahorias, cortadas en trozos de 2 pulgadas
- 1 tallo de apio, cortado en trozos de 2 pulgadas
- 2 chalotas, peladas y cortadas por la mitad
- 8 champiñones cremini, cortados por la mitad
- 1 ramita de tomillo fresco
- 1 taza de caldo de carne bajo en sodio
- ¼ de taza de vino tinto seco

INSTRUCCIONES:

1. En un tazón pequeño, mezcle el ajo, la pasta de tomate, la pimienta de Jamaica, la sal y algunas moliendas de pimienta negra. Frote la mezcla por todo el asado de ternera, y luego colóquelo en la olla de cocción lenta.
2. Añade las zanahorias, el apio, las chalotas, las setas y el tomillo a la olla de cocción lenta. Vierte el caldo y el vino.
3. Tapar y cocinar a fuego lento durante 8 horas.

NUTRICIÓN: Calorías: 586 Grasas saturadas: 7g Grasas trans: 0g Carbohidratos: 15g Fibra: 3g Sodio: 528mg Proteínas: 79g

50. Paleta de cordero a la griega y patatas al limón

Tiempo de preparación: 10 minutos

Tiempo de cocción: 8 - 10 horas

Raciones: 2

INGREDIENTES:

- 4 dientes de ajo picados, divididos
- Zumo de 1 limón
- 1 cucharada de romero fresco picado
- 1 cucharada de orégano fresco picado
- ½ cucharadita de canela molida
- ¼ de cucharadita de comino molido
- ⅛ cucharadita de sal marina
- Pimienta negra recién molida
- 2 chuletas de cordero con hueso, de unas 6 onzas cada una, recortadas del exceso de grasa
- 4 patatas rojas, cortadas por la mitad
- Ralladura de 1 limón
- 1 cucharada de aceite de oliva virgen extra

INSTRUCCIONES:

1. En un cuenco pequeño, mezcle la mitad del ajo y el zumo de limón, el romero, el orégano, la canela, el comino, la sal y unas cuantas moliendas de pimienta negra. Reboza las chuletas de cordero con esta mezcla y resérvalas; si lo deseas, puedes hacerlo la noche anterior.

2. Poner las patatas en la olla de cocción lenta junto con el resto del ajo, la ralladura de limón y el aceite de oliva. Coloca la paleta de cordero sobre las patatas.

3. Tapa y cocina a fuego lento de 8 a 10 horas, hasta que el cordero esté tierno y se desprenda del hueso.

NUTRICIÓN: Calorías: 540 Grasas saturadas: 3g Grasas trans: 0g Carbohidratos: 68g Fibra: 10g Sodio: 226mg Proteínas: 32g

CONCLUSIÓN

Si estás buscando recetas sabrosas que no sólo sean saludables, sino también fáciles de hacer y deliciosas, entonces este artículo es para ti. Hay muchas recetas diferentes con distintos sabores según tus preferencias. Todas ellas se componen de ingredientes fáciles de conseguir y rápidos de preparar. Aprender a cocinar estas comidas será un juego de niños. (¡Además, te ahorrará un montón de dinero!)

Comer sano no tiene por qué ser difícil. Si sigues los consejos que hemos incluido en este artículo, podrás encontrar una dieta saludable que se adapte a tu estilo de vida y a tus gustos. El cielo es el límite cuando se trata de tu salud, ¡y estamos aquí para mostrarte lo fácil que puede ser!

¿Has intentado idear formas de comer sano, pero no eres capaz? No te culpamos. Puede ser muy difícil encontrar una dieta que sea a la vez sabrosa y saludable. Por eso hemos elaborado unos cuantos consejos útiles para comer de forma saludable y cumplirla.

Ahora que ya sabes cómo hacerlo, sal y pruébalo tú mismo. Tu cuerpo te lo agradecerá.

Usando este Libro de Cocina Lenta de la Dieta Mediterránea Completa Recetas sabrosas y saludables para principiantes para perder peso. Podrá disfrutar de una gran variedad de platos. Prepare la carne un día, póngala en la olla de cocción lenta y tenga su comida lista cuando llegue a casa del trabajo al día siguiente. Puedes tener una comida entera de comida mediterránea en una sola olla. (¡Increíble!) Este libro incluye muchas recetas diferentes, lo que significa que nunca más te aburrirás de tus comidas. Lo mejor de todo es que todas estas recetas son saludables, lo que hace que comer sano sea aún más fácil. Estamos tan seguros de que le encantará este libro que le ofrecemos una garantía gratuita de 60 días. De esta manera, no hay ningún riesgo para usted y puede empezar a disfrutar de un estilo de vida más saludable en poco tiempo.

¿Ha intentado perder peso, pero le parece imposible? Tenemos la solución!

La Dieta Mediterránea Completa Libro de Cocina Lenta Recetas sabrosas y saludables para principiantes para perder peso: Recetas fáciles y deliciosas para perder peso, aumentar la energía, disminuir el estrés, reducir el colesterol y mejorar la salud en 14 días o menos... Puede ser muy difícil perder peso. Te esfuerzas por ponerte a dieta y cumplirla. Sin embargo, ¡hay tantos alimentos deliciosos por ahí que están gritando su nombre! Puede ser muy tentador -y no muy difícil- ceder y comerlos. Sin embargo, si quieres perder peso, esto puede ser un problema.

Perder peso es muy sencillo cuando se sabe cómo hacerlo. La clave es encontrar una dieta saludable que te guste y que puedas mantener durante mucho tiempo. La dieta mediterránea es una de las mejores dietas para perder peso. Está llena de grasas saludables que dejarán a tu cuerpo quemando grasa durante todo el día y la noche.

CPSIA information can be obtained
at www.ICGtesting.com
Printed in the USA
BVHW070909150321
602550BV00011B/1357